ESSAI

SUR LES

NODOSITÉS SOUS-CUTANÉES RHUMATISMALES

PAR

Louis. BAR

Docteur en médecine de la Faculté de Paris
Ancien interne en médecine et en chirurgie des hôpitaux de Marseille
(Concours de 1886)
Ancien interne de la Maternité et de la Clinique des accouchements
Ancien externe des mêmes hôpitaux (concours de 1884)
Lauréat du comité médical des Bouches-du-Rhône (prix 1887 et 1888)
Médaille d'argent des épidémies
(Ministère du commerce et de l'industrie, 1884-1885)

PARIS

G. STEINHEIL, ÉDITEUR

2, RUE CASIMIR-DELAVIGNE, 2

1890

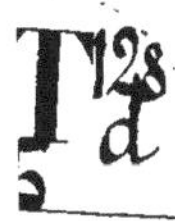

ESSAI

SUR LES

NODOSITÉS SOUS-CUTANÉES RHUMATISMALES

ESSAI

SUR LES

NODOSITÉS SOUS-CUTANÉES RHUMATISMALES

PAR

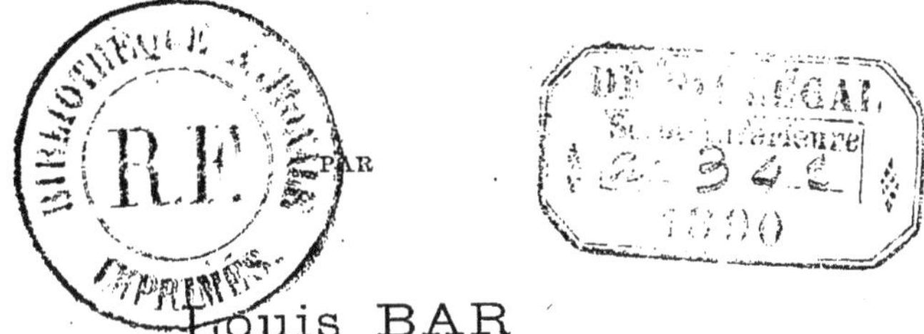

Louis BAR

Docteur en médecine de la Faculté de Paris
Ancien interne en médecine et en chirurgie des hôpitaux de Marseille
(Concours de 1886)
Ancien interne de la Maternité et de la Clinique des accouchements
Ancien externe des mêmes hôpitaux (concours de 1884)
Lauréat du comité médical des Bouches-du-Rhône (prix 1887 et 1888)
Médaille d'argent des épidémies
(Ministère du commerce et de l'industrie, 1884-1885)

PARIS

G. STEINHEIL, ÉDITEUR

2, RUE CASIMIR-DELAVIGNE, 2

1890

ESSAI

SUR LES

NODOSITÉS SOUS-CUTANÉES RHUMATISMALES

INTRODUCTION

Le rhumatisme a des manifestations multiples, et si d'une façon générale l'esprit des médecins s'est accordé pour reconnaître qu'il frappe de préférence les jointures, il est incontestable encore qu'à côté de ces inflammations articulaires caractéristiques il peut frapper aussi d'autres organes. Bouillaud (1) établit il y a environ 50 ans, que les manifestations viscérales et surtout cardiaques qui coïncident avec les arthropathies rhumatismales ne sont autres choses que des lésions de même ordre ; le cadre de la diathèse s'est depuis élargi : il a été démontré entr'autre qu'elle peut frapper le système conjonctif et ses dépendances, et en particulier le tissu cellulaire sous-cutané.

(1) BOUILLAUD. *Nouvelles recherches sur le rhum. art. aigu en général et loi de coïncidence de la péricardite, etc.*, 1836, Paris; 1860, Paris.

Les lésions rhumatismales du tissu cellulaire peuvent se présenter sous des aspects cliniques extrêmement variables, demeurés jusqu'à ces dernières années obscurs et le plus souvent incompris, mais sur lesquels « la lumière semble devoir se faire grâce à la persévérance avec laquelle M. le professeur Potain s'est attaché à attirer l'attention des cliniciens » (1). Le pseudo-phlegmon, les œdèmes essentiels, le pseudo-lipome, les sclérodermies paraissent aujourd'hui dépendre de l'arthritisme et sont autant de produits dont l'histoire a été sinon toujours complètement décrite du moins toujours largement esquissée. Si nous venons aujourd'hui à étudier l'une de ces lésions, les nodosités sous-cutanées rhumatismales, c'est que nous avons été entraîné vers cette étude non seulement par la curiosité que suggère chacune de ses pages, mais aussi par la pensée que nous pourrions contribuer à son histoire en publiant la relation de quelques faits nouveaux.

Cette histoire se trouve en effet décrite dans maintes publications : des observations peu nombreuses encore ont été recueillies, on ignore la nature de ces nodules, on se demande quelle est leur valeur pronostique. M. Besnier, dans son article « Rhumatisme (2) », publié dans le Dictionnaire encyclopédique, disait il y a quelques années à peine : « L'histoire de ces hyperplasies conjonctives éphémères du rhumatisme articulaire (no-

<hr>

(1) CHUFFART. Thèse d'agrég., 1886, p. 19. Affections rhumatismales de Tissu cellulaire sous-cutané.

(2) BESNIER. « Rhumatisme », in *Dechambre*, p. 504, 1874.

dosités) est à faire ; mais il importe de les signaler, dès à présent, à l'attention des observateurs, d'une part pour qu'elles soient recherchées et de l'autre pour qu'elles soient ramenées à leur signification réelle, si elles étaient rencontrées ». Depuis, plusieurs mémoires ont été publiés. Notre tâche a été de les rassembler et d'en faire une étude que nous allons produire en l'augmentant de trois observations nouvelles. L'une d'elles contient les détails de la biopsie d'une nodosité éphémère que nous avons enlevée à un rhumatisant. M. le professeur Nepveu a bien voulu avec sa compétence habituelle, faire des coupes microscopiques de cette petite tumeur et nous donner le résultat de son examen histologique. C'est ici la place de lui exprimer notre gratitude, non seulement pour ce fait, mais aussi pour l'aménité avec laquelle il nous a toujours accueilli dans son laboratoire.

Constitué par la lecture de documents épars, notre travail s'est trouvé néanmoins divisé d'une façon assez simple. Une étude d'ensemble demandait tout d'abord un historique : celui que nous avons fait contient par ordre chronologique l'exposé des divers mémoires publiés sur ce sujet.

Les chapitres qui suivent, réservés à la description de la lésion et au diagnostic, ont été composés d'après les recherches cliniques tirées des observations que nous publions à la fin.

L'étude des rapports des nodosités avec l'arthritisme, l'étude de leur siège, celle de leur constitution et de leur origine, sont comprises dans quelques pages que nous avons intitulées, Pathogénie et Anatomie pathologique.

Il importait enfin de réserver un paragraphe au pronostic et d'écrire quelques lignes de traitement. C'est par là que nous avons achevé.

Arrivé au terme de nos études médicales, il nous reste un devoir à remplir, celui de remercier nos maîtres.

Nous devons tout d'abord et plus particulièrement, adresser l'expression de notre reconnaissance à M. le professeur Villard, dont nous n'oublierons jamais le savant enseignement, l'affectueuse bienveillance et les encouragements précieux.

A tous nos autres maîtres des hôpitaux et de l'école de médecine de Marseille, MM. les professeurs Chapplain, Combalat, Queyrel, Magail, Nicolas-Duranty, Villeneuve, Rampal, Fallot, Arnaud ; MM. les Drs Boy-Teissier, Poucel, Marcorelles, Vidal, nous adressons notre vive gratitude.

Enfin nous prions nos amis les Drs Melchior-Robert et J. Arnaud, chefs de clinique et MM. les Drs Arnaud, Perrin et Gilly, d'accepter nos remerciements pour les conseils et les documents intéressants qu'ils ont apportés à ce travail.

Nous tenons aussi à remercier spécialement M. le professeur Cornil de l'honneur qu'il nous a fait en acceptant la présidence de cette thèse.

HISTORIQUE

Les nodosités sous-cutanées rhumatismales constituent une manifestation diathésique dont l'histoire est récente. M. le professeur Jaccoud attira le premier l'attention sur ce phénomène morbide rapportant à Froriep la première mention de ces nodosités. « Dans quelques cas, dit-il (1), on trouve sous la peau et y adhérant, des indurations aplaties ou sphériques, bien limitées, du volume d'un pois ou d'une noisette, qui sont dues à l'infiltration et à l'hyperplasie circonscrite des éléments connectifs..... Malgré l'autorité de Froriep (2), qui les a signalées le premier, je persiste à regarder ce phénomène comme exceptionnel. » Froriep l'avait signalé 148 fois sur 150 cas de rhumatisme.

En 1875, M. Meynet, médecin de la Charité, à Lyon, présenta devant la Société médicale de cette ville, un malade atteint de nodosités rhumatismales d'une durée plus ou moins longue et dont quelques-unes étaient absolument éphémères. En 1876, M. Besnier (3) dans son remarquable article « Rhumatisme » du Dictionnaire encyclopédique, signalait les nodosités éphémères au nombre

(1) JACCOUD. *Traité de Pathologie interne*, 1871, t. II, p. 559.

(2) FRORIEP. *Die rheumatische Schwicle*. Weimar, 1843.

(3) BESNIER. Art. Rhumatisme. *Dict. Encyclop. Sc. méd.*, 1876, p. 504.

des affections cellulaires sous-cutanées rhumatismales et demanda pour elles une observation plus attentive. Dès lors, les nodosités rhumatismales deviennent l'objet d'une étude sérieuse. M. Féréol (1) apporte en 1878 les résultats de son observation personnelle ; en 1879, Davaine (2), son élève, ajoute à sa thèse sur l'œdème rhumatismal quelques notions relatives aux nodosités éphémères, accompagnées de conceptions pathogéniques qui établissent des rapports entre ces deux lésions. Enfin, paraît en 1881, le mémoire de Troisier et Broc (3) et celui d'Hirschprung (4). Ce dernier présenté à la Société médicale de Copenhague deux ans auparavant est relatif à trois cas de nodosités dont un avec autopsie ; un de ces cas avait été communiqué par le Dr Rehn, qui bientôt après publiait une nouvelle observation dans l'article « Rhumatisme aigu » du Traité des maladies de l'enfance de Gerhardt. La même année, quelque temps après la publication de ces mémoires, MM. Barlow et Warner (5) présentèrent au Congrès médical international de Londres une analyse très intéressante sur 27 cas nouveaux. Ce travail était accompagné d'une communication « sur les nodules sous-cutanés en connexion avec le tissu fibreux chez les enfants Rhumatisants ou Choréïques ». Signalons aussi pour avoir paru la même

(1) Féréol. (Communication au) Congrès de l'association française pour l'avancement des sciences, 1879.

(2) Davaine. Th. Paris, 1879. Contribution à l'étude du Rhumatisme.

(3) Troisier et Brocq. Les Nodosités sous-cutanées éphèmères et le Rhumatisme. *Revue de médecine*, 1881, p. 297.

(4) Hirschprung. *Jarbuch für Kinderheilkunde*, 1881, 16 B.

(5) Barlow et Warner. *British medical Journal*, 1881, p. 1017.

année, une observation de Bourcy recueillie dans le service de M. Hérard, publiée dans la *France médicale* de 1882, sous ce titre « Nodosités rhumatismales éphémères » et reproduite biéntôt après dans la thèse de Chodorowski (Paris 1882). Citons aussi les faits de Duckworth (1), de Stéphen Mackensie (2), de T. Vidal (3), de Meusnier (4), de Blois.

Mais dès l'année 1883, Troisier et Brocq (5), ayant repris le travail qu'ils avaient publié quelques années auparavant, firent paraître sur la question, un mémoire beaucoup plus complet et qui était presque une monographie des nodosités rhumatismales. Ils y montrèrent les rapports de la lésion avec la diathèse arthritique, firent voir que les nodosités qui apparaissaient avec la polyarthrite étaient généralement de plus longue durée que celles qui naissaient pendant l'arthritisme, et fixèrent dans le tissu cellulaire sous-cutané, le siège véritable de ces nodules. Cette étude communiquée à la Société médicale des hôpitaux (16 octobre 1883), résume les documents parus jusqu'à cette époque et donne des no-

---

(1) Duckworth. Subcutaneous rheumatismal nodes. *The Lancet,* 2 décembre 1882. Rhumatismal cutaneous, subcutaneous and périostal nodules. *The Lancet,* 5 mai 1883.

(2) Stéphen Mackensie. *Subcutaneous nodules, with very indefinite connexions rhumatisme.*

(3) F. Vidal. Des nodosités rhumatismales à longue durée. *Gazette hebdomadaire,* 1883, p. 825 et s.

(4) Meusnier. Des nodosités rhumatismales sous-cutanées. *Congrès de Blois,* 1884.

(5) Troisier et Brocq. Communication à la *Société médic. des hôpitaux,* 1883, 16 octobre.

dosités une définition claire et précise qui n'a point été modifiée depuis.

Descroizilles (1) dans son traité sur les maladies des enfants, signale les nodosités comme un phénomène plus spécial au jeune âge et fréquent surtout chez les enfants qu'une atteinte de rhumatisme a déjà frappés. Il émet aussi quelques idées théoriques, pensant que cette affection est une manifestation rhumatismale qui se présente dans le tissu fibreux et les lamelles tendineuses.

Citons enfin les faits de Honnorat (Lyon Médical, 1885), de Ballin, de Edge, de Jordan et de Gilly ; et trois observations nouvelles apportées par Loysel de la Billardière dans sa thèse inaugurale (Thèse de Paris, 1889).

Restaient deux points à élucider, chapitres sur lesquels les documents parus avaient jusqu'ici conservé le silence : l'un, celui relatif au pronostic, demeuré dans l'oubli, peut être parce qu'une lésion aussi bénigne que fugace ne devait à priori comporter aucune conséquence sérieuse ; l'autre, plus difficile à traiter, la pathogénie, restée incertaine à bon droit parce qu'on n'avait eu jusque-là aucune autopsie favorable et aucun examen microscopique. Pronostic et pathogénie restaient donc à l'étude.

Brissaud, dans un article de la Revue de Médecine de 1885, émit sur le premier point des idées tout à fait nouvelles et personnelles, conceptions résultant de l'étude des observations publiées : Il en conclut que tout

(1) DESCROIZILLES. *Traité de pathologie et de clinique infantile*, 1884, p. 930.

rhumatisme à nodosités est un rhumatisme grave ; que toute éruption de nodosités trahit une diathèse rhumatismale sérieuse.

Sur le second point de vue, Jaccoud (1) Féréol, et Davaine (2), avaient déjà donné leurs avis théoriques. Henoch (3) publia dans ses « Leçons cliniques sur les maladies des enfants » les résultats nécropsiques d'une malade d'Hirschprung (1881) ; Chuffart (4), dans sa thèse sur « les affections rhumatismales du tissu cellulaire », rappela ces idées et émit théoriquement celles d'une obstruction lymphatique pour expliquer les nodosités essentiellement éphémères. Enfin Gilly (5) exposa en 1887 les résultats de l'examen histologique d'une nodosité provenant de l'autopsie d'une de ses malades.

En résumé, la connaissance symptomatologique des nodosités paraît à l'heure actuelle assez complètement établie, celle de leur anatomie et de leur pronostic est encore à l'étude.

(1) JACCOUD. *Traité de pathogénie interne,* t. II, p. 559.
(2) DAVAINE. Th. Paris, 1879.
(3) HENOCH. *Leçons cliniques sur les maladies des enfants* (traduction Hendrix, Paris, 1885, p. 624).
(4) CHUFFART. Thèse d'agrégation, 1886, p. 104.
(5) GILLY. *Marseille médical,* 1887, p. 517

DESCRIPTION

La série des observations que nous avons recueillies pourrait à la rigueur tenir lieu d'une description symptomatique. Il nous a paru préférable de réunir en un même tableau les diverses notions fournies par leur lecture afin d'établir d'une manière plus précise la morphologie, la marche et la durée des nodosités.

On voit quelquefois en effet dans le cours d'une polyarthrite aiguë et en dehors de toute attaque rhumatismale, mais alors sur un terrain arthritique, apparaître de petits tubercules sous-cutanés, semblables à des gommes et d'une évolution essentiellement passagère. Ces tubercules sont durs, élastiques, peu dépressibles, à contours très nets, arrondis ou oblongs, donnant à la main, dit « Jaccoud (1), les mêmes sensations que l'érythème noueux. » Ils sont en général libres de toute adhérence avec la peau ou les parties environnantes, bien qu'il en existe ayant avec le derme des rapports de continuité si manifestes qu'on a pu les dire intra-cutanés. D'autres présentent encore une légère adhérence avec les tendons ou le périoste, connexion parfaitement admise et constatée par Meynet (2) et Henoch (3).

(1) JACCOUD. *Traité de path. int.*, 1871, t. II, p. 559.
(2) MEYNET. *Lyon médical*, 5 décembre, 1875, n° 49.
(3) HENOCH. *Loc. cit.*, p. 625.

Les nodosités sont d'habitude extrêmement superficielles, cachées le plus souvent immédiatement au-dessous de la peau, faciles à sentir, mais quelquefois inappréciables au toucher parce qu'elles sont alors très profondes (1) et très petites. On en observe partout, le long des gaines tendineuses des extenseurs et des fléchisseurs, au front, à la nuque, au cuir chevelu, le long de la crête du tibia, voire même au rachis. Partout elles semblent situées dans le tissu cellulaire, ainsi qu'il sera plus loin démontré.

Leur présence n'occasionne aucune coloration à la peau ; lorsqu'elles sont extrêmement superficielles et adhérentes, le tégument se trouve néanmoins décoloré sans doute par un effet de compression.

Les nodosités varient de la grosseur d'une noisette à celle d'un pois ; nous avons pu en observer une d'un volume à peu près double, mais ce n'est là qu'une pure exception.

Elles ne sont jamais très nombreuses ; se rencontrent le plus souvent isolées ; lorsque par hasard on les trouve agglomérées, elles sont d'inégales grandeurs et leur nombre ne dépasse pas trois ou quatre.

Elles ne font éprouver au malade aucune douleur, aucun picotement, aucune démangeaison, au point que quand on les comprime elles persistent à demeurer indolores. Nous avons constaté toutefois que lorsqu'elles se trouvent sur un plan résistant, comme lorsqu'elles siègent à l'occiput, leur compression devient relativement sen-

____

(1) GILLY. *Marseille médical*, 1877, et obs. XX.

sible ; ce fait est corroboré par une observation de Vulpian : « la pression, dit-il, le choc déterminaient sur les nodosités de ma malade une douleur extrêmement vive (térébrante et brûlante) ». Le premier malade chez lequel nous eûmes l'occasion d'observer des nodosités, éprouvait à la pression une sensation de piqûre et même de cuisson semblable à celle qu'occasionne l'érythème a *per-nio*, fait également observé par M. Descroizilles (1). Les nodosités reparaissent souvent avec les récidives des diverses manifestations arthritiques (obs. II,III).

Quelle est enfin leur date d'apparition ? Généralement ces nodules rhumatismaux se presentent à la fin de la période fébrile d'un rhumatisme articulaire aigu ; ou bien chez les arthritiques, peu de temps avant ou après une manifestation rhumatique. On les rencontre aussi quelques jours avant l'éclosion d'une polyarthrite rhumatismale, pendant l'évolution de cette polyarthrite et le plus souvent pendant sa convalescence.

Mais le fait le plus curieux de l'histoire des nodosités sous-cutanées du rhumatisme est celui relatif à leur évolution particulière, car, tandis qu'une tumeur, si petite qu'elle soit, met un temps plus ou moins long à se développer, ces nodules apparaissent si brusquement qu'il est le plus souvent impossible de préciser la date de leur naissance. « C'est, dit Féréol (2), ordinairement au réveil qu'elles se montrent ; elles ont pris naissance pendant le sommeil sans que la nuit ait été troublée par

(1) DESCROIZILLES. *Loc. cit.*, p. 930.
(2) FÉRÉOL. Obs. III.

aucun malaise. » Leur durée est également curieuse, car, souvent chez les arthritiques, il faut à peine 12, 24, 36 heures à leur évolution ; elles disparaissent alors aussi rapidement qu'elles avaient apparu, sans laisser trace de leur passage. L'existence des nodosités n'est pourtant point toujours aussi courte ; on les voit en effet, et ceci de préférence à la suite d'un rhumatisme aigu, durer plusieurs jours, une huitaine et même un mois. Ce sont là autant de considérations importantes qui ont fourni à Troisier la nécessité d'établir parmi les nodosités sous-cutanées du rhumatisme une distinction clinique importante ; et cet auteur qui dans son mémoire de 1881 comprenait sous la même dénomination de nodosités éphémères, toutes les nodosités que nous venons de décrire, s'est trouvé plus tard (mémoire de 1884) obligé de réserver le mot « éphémère » pour les nodosités le plus souvent intra-cutanées dont l'existence est extrêmement courte, appelant « durables » celles dont la vie plus longue est de plusieurs jours ou de plusieurs semaines. C'est là un fait qui s'imposait pour les besoins d'une description précise. Les nodosités éphémères semblent plus spéciales au rhumatisme chronique, les nodosités durables paraissent plus fréquentes dans le rhumatisme aigu ; caractères qui accentuent encore leur division clinique bien que les unes et les autres puissent exister isolément ou simultanément chez le même individu, pendant une même période pathologique.

En terminant, il est bon de remarquer que les nodosités elles-mêmes paraissent sans influence sur l'état général, car lorsqu'elles ont évolué indépendantes de toute autre manifestation arthritique, indépendantes d'une polyarthrite ou d'un état fluxionnaire quelconque de cette diathèse, aucune modification physiologique due à cette cause n'a paru affecter le malade.

DIAGNOSTIC

Les caractères des nodosités sous-cutanées rhumatismales sont généralement assez précis pour qu'il soit
facile d'éviter toute confusion. Il est utile cependant de
se souvenir qu'on a pu cliniquement établir entre elles une
division importante, basée sur la durée d'évolution de
cette petite tumeur et fixer à quelques heures la vie des
nodosités éphémères, à une ou plusieurs semaines celle
des nodosités durables. Certains nodules ayant duré plusieurs mois ont abouti à l'organisation fibreuse et définitive de leur contenu. Ils sortent du cadre de celles
dont nous nous sommes proposé l'étude.

Cela dit, il importe de remarquer dans les divers cas
qui se trouvent rapportés à la fin de ce travail, que toutes
les nodosités qu'on rencontre ne se présentent point avec
les caractères frappants qu'on leur attribue dans une
description générale. Meynet (obs. VIII) trouva certaines
nodosités sous-périostiques du front qui ressemblaient
les unes, à des exostoses (1), les autres, à des gommes
syphilitiques précoces. Bourcy (2) en a vu qui affectaient
la forme et le siège de tophus ; Mayer, dans une obser-

(1) HENOCH avait dans sa première édition (*Leçon sur les mal. des
Enfants*, p. 683) décrit ces nodosités sous le nom d'exostose.

(2) BOURCY. *France médicale*, 1882, n° 5, ou CHODOWSK. Th. Paris,
1882, obs. I.

vation rapportée par Brissaud (1), leur a rencontré quelque ressemblance avec le kyste du tissu cellulaire souscutané que déterminent parfois les cysticerques. La confusion a été enfin encore possible avec certaines formes d'urticaire et particulièrement avec l'urticaire géant (2), mais, si on s'en tient à l'avis de Chuffart (3), l'erreur n'est habituellement facile que lorsqu'il s'agit d'établir des différences précises avec les nodules de l'érythème noueux, ou avec certaines gommes syphilitiques précoces.

Nous remarquerons tout d'abord que l'absence de phénomènes généraux et de phénomènes subjectifs, tels que douleur ou hyperesthésie, complète l'exposition symptomatique que nous avons donnée des nodosités ; il convient enfin d'observer une fois encore que dans leur évolution particulière réside le plus saillant de leurs caractères.

Quoi qu'il en soit, la confusion des nodosités avec une autre lésion est quelquefois possible. Avant toute chose, il faut éliminer du diagnostic les ostéoïdes, qui se développent autour des articulations, ceux-ci en effet, par leur mobilité et leur forme arrondie quand ils ne sont pas pédiculés, ressemblent à des nodules rhumatismaux durables, mais ils s'en éloignent suffisamment par leur lente évolution et leur organisation fibreuse et osseuse. Pour une raison semblable on ne songera point au tophus, manifestation spéciale à la goutte dont la consistance

(1) Brissaud. *Revue de médecine*, 1885, p. 249.
(2) Courtois. *Annales de Dermatologie*, 1889, 25 décembre, n° 25.
(3) Chuffart. Thèse d'agrégation, 1886, p. 86.

fibreuse et les concrétions uratiques font une lésion tout à fait particulière. Les exostoses apparaissent graduelle-ment, leur marche est lente et progressive ; leurs carac-tères de dureté, d'immobilité, de fixation à un os, d'évo-lution lente suffiront à les distinguer des nodosités rhumatismales, même lorsque celles-ci, situées à la région épicrânienne, sont sous-périostiques et adhérentes au périoste.

Tout autre est la difficulté que comporte le diagnostic des nodosités éphémères et des gommes syphilitiques précoces. La différence morphologique de ces lésions est souvent peu de chose et même n'existe pas toujours. Bien plus, la disposition en croissant que nous avons remarquée dans une observation de Meynet (obs. VIII) et la symétrie qu'y affectaient les nodules pouvaient à bon droit faire pencher pour une manifestation de la syphilis. Mauriac (1), en effet, a décrit dans la période se-condaire de cette maladie des infiltrations néoplasiques qui ressemblent en tous points aux nodosités éphémères du rhumatisme. Comme celles-ci, elles sont sous-cuta-nées, mais leur évolution est plus lente, leur mode d'ap-parition et de disparition moins brusque. « C'est gra-duellement plutôt que par un développement brusque, dit Rollet (2), que les gommes prennent les caractères qui les distinguent. » Le diagnostique se trouve éclairé quelquefois par des manifestations spécifiques coexis-

(1) MAURIAC. *Leçons sur les maladies vénériennes*. Paris, 1883, p. 844.

(2) ROLLET. Gommes syphilitiques, in *Dict. encycl. de Decham-bre*, p. 671.

tantes ; Vibert (1) a vu les gommes « coïncider avec diverses manifestations de la période virulente de la syphilis, éruptions cutanées, iritis, périostites ». Le fait est rare, et il arrive bien souvent qu'on ne peut tenter le diagnostic qu'après la connaissance approfondie des commémoratifs, des antécédents personnels et héréditaires du malade.

L'urticaire sera différenciée par les caractères subjectifs qui lui sont propres : démangeaisons atroces, pyrexie. Le Dr Rapin (2) signale à ce sujet dans la Revue médicale de la Suisse Romande, une observation d'urticaire tubéreuse qui avait beaucoup de ressemblance avec une nodosité rhumatismale. Il nous semble que l'énorme développement de la tumeur et son état douloureux devaient faire songer plutôt à un œdème essentiel et limité du rhumatisme, œdème fugace avec lequel la différence devait être établie.

Le diagnostic avec l'érythème noueux est généralement facile, car s'il est vrai que de part et d'autre les nodosités évoluent avec un état fébrile et arthropathique, si de part et d'autre aussi des manifestations viscérales les accompagnent, on est toutefois obligé de reconnaître que les nodules n'ont point les mêmes caractères morphologiques. L'érythème noueux consiste en effet en une éruption aiguë de nodosités de la grosseur d'une noisette ou d'une noix, douloureuses, de coloration rouge pourpre, nodosités intra-cutanées, peu mobiles et « comme enchâs-

(1) VIBERT. Syphilis, in *Dict. pratique de médecine et de chirurgie* de Jaccoud, 1883.

(2) RAPIN. *Revue médicale de la Suisse Romande*, 15 décembre 1886.

sées par la base dans l'épaisseur de la peau (Trousseau) ». Les nodosités rhumatismales, au contraire, sont petites, sous-cutanées, très mobiles et le plus souvent très fugaces. Il est des cas cependant où les nodules de l'érythème plus profondément placés, ressemblent étrangement aux nodosités éphémères superficielles ; alors, absence de coloration spéciale de la peau et une certaine mobilité facilitent la confusion, confusion d'autant plus aisée que sur le terrain arthritique une éruption de nodosités éphémères peut avoir lieu en même temps qu'une éruption d'érythème noueux. Les commémoratifs, le souvenir de nodules rhumatismaux antérieurs dont l'évolution étrange reste gravée dans la mémoire du patient, le nombre rare des nodosités éphémères comparé à la confluence toujours grande des nodules de l'érythème, la présence dans le voisinage de quelques nodules de cette affection, seront autant de faits à recueillir pour faciliter une appréciation quelquefois impossible.

En terminant, nous signalerons pour mémoire le tubercule sous-cutané douloureux, originaire d'un traumatisme et que la douleur vive, la marche progressive, la durée illimitée, la présence solitaire font paraître comme une affection spéciale, différente de celle qui nous occupe. Nous citerons aussi les nodosités d'Heberden, chroniques, osseuses, absolument adhérentes aux os, situées autour des petites articulations, manifestation d'une variété de rhumatisme décrite sous ce nom. Enfin nous n'aurions garde d'oublier les kystes synoviaux folliculaires décrits par Follin (1), tumeurs petites, de consis-

---

(1) FOLLIN. *Traité de pathologie externe*, t. II, p. 156 et suivantes.

tance variable, réductibles ou non, que l'on rencontre au niveau de certaines articulations, au dos du poignet en particulier. Ces petites tumeurs, morphologiquement semblables aux nodosités sous-cutanées rhumatismales, s'en distinguent facilement par leur naissance lente et progressive et par leur marche chronique, bien qu'elles puissent disparaître spontanément et entièrement, mode de guérison encore inexpliqué, ou se montrer brusquement à la suite d'un traumatisme.

Ainsi donc, quelles que soient les affections que l'on considère, quelles que soient les ressemblances diverses que celles-ci puissent affecter avec la lésion qui nous occupe, les nodosités sous-cutanées rhumatismales, sauf quelques cas assez rares, sont facilement reconnaissables et portent avec elles un caractère presque pathognomonique, celui de leur évolution particulière, naissance, marche et terminaison très rapides.

PATHOGÉNIE. — ANATOMIE PATHOLOGIQUE

Les nodosités que nous avons décrites, l'allure bizarre
de leur évolution ont fait naître quelques problèmes
qu'il est important de vérifier. Ces nodules sont-ils un
produit de l'arthritisme, une manifestation d'une diathèse
particulière ? Dans quel tissu siègent-ils ? Quelle est leur
constitution anatomique, car il est étonnant de voir une
tumeur grosse comme un pois ou une noisette, se former
d'une façon si subite et évoluer parfois en l'espace de
quelques heures ?

Les divers auteurs qui ont écrit sur ces questions sont
tous d'avis qu'il faut attribuer à ces nodules une origine
rhumatismale. Féréol, Troisier, Meynet, etc. (1), rap-
portent en effet des observations où cette diathèse était
pour le moins apparente, soit qu'elle manifestât sa présence de la façon la plus normale, c'est-à-dire par la
production d'une polyarthrite aiguë ou subaiguë, soit
qu'elle dévoilât son existence par une affection cutanée
arthritique ou une névropathie spéciale. Quoi qu'il en
soit, le rhumatisme, compris dans son sens le plus large,
semble exister toujours et simultanément là où les nodosités apparaissent, ainsi qu'on peut s'en convaincre par la
lecture des divers faits que nous rapportons à la fin de

(1) Voir au chapitre des observations.

ce travail. Nous publions, toutefois, une observation du Dr Arnaud où il fut cependant impossible de reconnaître le rhumatisme dans les antécédents de la malade ; mais bien qu'on puisse citer à l'appui de la même remarque une observation de M. Vulpian et deux de Barlow et Warner (1), de l'aveu même de ces auteurs, les antécédents héréditaires ne laissaient aucun doute sur la nature du terrain où évoluèrent les nodosités. Les caractères cliniques de la lésion répondent encore à cette manière de voir ; la marche fugace et erratique des nodules, leur apparition brusque et leur évolution rapide éveillent, à ne pas s'y méprendre, l'idée de quelque chose du rhumatisme. La possibilité d'une origine syphilitique doit être écartée, car bien qu'elle ait mis en suspens le diagnostic à cause de la ressemblance souvent parfaite des nodosités sous-cutanées, avec certaines gommes précoces, il n'en est pas moins vrai que ces nodosités ne paraissent point en corrélation avec les manifestations spécifiques de la diathèse virulente ; au contraire, elles se montrent absolument indépendantes de l'existence de cette diathèse.

Il n'existe dès lors aucun doute sur la nature rhumatismale des nodosités ; les manifestations articulaires qui les précèdent ou qui sont associées à celles-ci dans leur cours, leur mobilité, leur alternance, leur terminaison rapide par résolution, trahissent plus que toute autre chose ce qu'il y a de plus reconnaissable dans la physionomie de l'arthritisme. Mais on peut se demander encore si en dehors de l'action rhumatismale il n'existe aucune

(1) BARLOW et WARNER. Communication faite au *Congrès médical international* de 1881.

circonstance appréciable qui favorise la production des nodosités. Le jeune âge, les jeunes filles surtout, d'après les 27 cas de Barlow et Warner, le froid, le traumatisme peuvent être soupçonnés, et ce qui émane plus encore de l'étude des cas publiés, c'est l'apparition fréquente de nodosités chez des individus anémiés, pâles, cachectisés par le rhumatisme ou une affection cardiaque de même origine. Au même titre, la scrofule, la syphilis, évoluant en même temps que la diathèse arthritique, doivent être favorables à cette manifestation curieuse. Il faut remarquer enfin que celle-ci est en corrélation fréquente avec la violence de la polyarthrite, avec l'intensité de la fièvre, avec l'apparition des complications viscérales, avec les dermopathies et les névropathies rhumatiques.

Il resterait à établir la date d'apparition des nodosités dans les états rhumatismaux : elles apparaissent, croyons-nous, à toute époque du rhumatisme. Voici plutôt ce qui résulte de la vérification de faits publiés. Les nodosités ont apparu dans le cours d'un arthro-rhumatisme, quelquefois au début, souvent pendant l'état fébrile (obs. VI), plus souvent encore pendant la convalescence (obs. V, VII) (Descroizilles); quelquefois comme première étape à la manière de l'angine (obs. XIII), affectant dans tous ces cas la forme durable et franchement sous-cutanée (obs. IX, X). Mais elles ont apparu aussi pendant l'état chronique de l'arthritisme, en coïncidence fréquente avec une migraine, un psoriasis, une dermatose, une névropathie spéciale, et elles ont affecté plus spécialement dans ce cas la forme éphémère (obs. III) (Féréol). Il faut convenir cependant que les nodosités, quelle que soit leur forme, durable ou éphémère, se rencontrent dans le rhumatisme chronique et dans le rhumatisme aigu.

Voyons maintenant quel siège il faut leur attribuer. C'est généralement au milieu du tissu cellulaire sous-cutané qu'on les rencontre. Féréol et Davaine (1) leur avaient donné cette place, expliquant ainsi la légère adhérence que présentent parfois les nodules et ils avaient constaté, en outre, que c'est le plus souvent les tissus du voisinage des articulations, tendons et ligaments qui servent de substratum à cette production curieuse. Ce fut aussi l'idée de Meynet et celle de Vulpian, mais l'un et l'autre reconnurent encore que les nodosités siègent parfois entre le périoste et l'os, cas où il est difficile d'établir un diagnostic précis. Les nodosités observées par Gilly (2) siégeaient entre l'aponévrose et le tendon du grand palmaire. Enfin, M. le professeur Nepveu, dans un travail que nous allons publier tout au long, fixe d'une façon plus précise encore le siège du nodule éphémère qu'il a examiné. Pour cet auteur (on peut s'en rendre compte par la photographie que nous avons placée à la fin de cet opuscule), la nodosité examinée était directement placée à la partie interne du derme, au-dessous de la zone glomérulaire des glandes sudoripares.

Nous allons essayer enfin de rechercher quelle est la nature des nodosités du rhumatisme. La connaissance de leur constitution et de leur origine a donné lieu à bien des hypothèses, d'une part parce que les examens microscopiques qu'on a pu en faire sont extrêmement

(1) DAVAINE. *Loc. citato.*
(2) GILLY. *Loc. citato.*

rares, d'autre part parce qu'ils portent plutôt sur des nodosités durables que sur des nodosités éphémères. Il est résulté cependant des conceptions théoriques émises sur celles-ci et de l'étude histologique des autres quelques faits qui indiquent pour la structure de ces nodules quel est l'état actuel de la science. Nous nous proposons donc d'exposer ces diverses opinions et de les compléter par la publication d'un travail inédit de M. Nepveu (de Marseille), travail qui porte sur une nodosité rhumatismale, éphémère au moins par ses caractères cliniques, et que nous avons enlevée sur un rhumatisant (1).

Nous dirons avant toute chose que les nodosités durables, différentes des nodosités éphémères, par quelques caractères cliniques, semblent au premier abord et d'après les recherches auxquelles elles ont été soumises, s'en séparer aussi par leur constitution histologique.

Il est admis en effet et d'un commun accord que les nodosités durables sont constituées par des cellules de nouvelle formation. M. Jaccoud, le premier, pensa que ces nodules dont la disparition est plus lente que ceux décrits par Féréol, étaient dus à « l'infiltration et à l'hyperplasie circonscrite des éléments connectifs ». Barlow et Warner, ayant fait l'examen de nodosités semblables, reconnurent qu'à la coupe ces nodules présentaient des stries onduleuses de tissus fibreux, des cellules fusiformes pouvues de noyaux et de vaisseaux. Ils purent même comparer cette lésion aux végétations endo-

____

(1) Voir l'observation I.

cardiaques qui se présentent pendant la durée ou à la suite d'un rhumatisme. Hirschprung, d'après l'examen du professeur Bang, admet cette constitution et reconnaît trois types de nodosités : un premier type constitué par un simple amas nucléaire, correspondant au nodule inflammatoire qui caractérise le début de la végétation cardiaque ; un second type constitué par une agglomération de cellules granuleuses ; un troisième type comprenant des cellules séparées par une substance fondamentale assez homogène et d'aspect fibreux. Tout le monde en un mot convient d'une altération du tissu cellulaire et les auteurs s'accordent pour faire de la nodosité durable une tumeur caractérisée par la production et la néoformation d'éléments jeunes du type conjonctif. « On peut ainsi, dit Chuffart, assimiler les nodosités à de véritables nodules inflammatoires ».

Telle n'est point la certitude qu'on peut émettre sur la constitution des nodosités éphémères.

M. Féréol, en effet, en fit des sortes « de fluxions passagères ». Davaine, son élève, s'occupant de l'œdème rhumatismal, donna à son tour une explication théorique ; à défaut d'autopsies, et considérant que les nodosités présentaient une existence trop éphémère pour qu'on pût admettre la présence de cellules néoformées dans sa constitution, il proposa de considérer la nodosité comme le résultat d'un œdème circonscrit et très limité du tissu cellulaire, œdème semblable en tout point à l'œdème rhumatismal et dû à un arrêt de la circulation lymphatique.

(1) CHUFFART. Thèse d'agrégation, 1886, p. 129.

Chuffart (1) soumit cette explication à un examen approfondi et la confirma de la façon suivante : « Nous avons relevé dans le mémoire de Brocq, dit-il, une particularité qui nous semble intéressante, celle de l'apparition le long du cou d'un cordon superficiel analogue à un lymphatique engorgé, au moment où surviennent les nodosités éphémères. Nous serions très porté à croire qu'entre ces deux productions (lymphatique engorgé et nodosités éphémères) l'identité est presque complète. Aussitôt que la cause cesse l'effet disparaît, la circulation se rétablit et la nodosité s'efface. »

A la suite de ces opinions, M. Gilly (2) apporta l'exposition d'une autopsie qu'il avait faite et les conclusions auxquelles il était amené par l'examen microscopique. Son étude porte sur une nodosité ayant 4 jours d'existence ; l'intérieur de la tumeur contenait des cellules de nouvelle formation et un exsudat assez considérable. D'autres petites tumeurs, situées comme la première le long de la gaine du tendon du grand palmaire, ne pouvaient à cause de leur petit volume être perceptibles au toucher. L'auteur conclut à l'existence d'un bourgeon inflammatoire et d'un exsudat liquide constituant la tumeur.

Voici enfin ce qu'a constaté tout récemment M. Nepveu. Sur la nodosité éphémère qu'il a examinée et qui n'existait que depuis 34 heures (3).

(1) Chuffart. Thèse d'agrégation, 1886, p. 104.
(2) Gilly. *Marseille médical*, 1887.
(3) Voir Observation I.

« La nodosité enlevée par M. Bar, dit-il (1), fut aus-
« sitôt placée dans la liqueur de Müller pendant
« 24 heures, puis dans l'alcool absolu.

« Coupée par son milieu, elle présentait, visibles à
« l'œil nu, *deux petites taches grisâtres*, situées l'une
« au-dessus de l'autre et de la grosseur pour la supé-
« rieure et la plus volumineuse d'une tête d'épingle, et
« pour la plus petite et la plus profonde, moitié moindre.

« La plus superficielle confine à la zone glomérulaire
« du derme (glomérule des glandes sudoripares) qui est
« tangente à la circonférence, la plus profonde qui est
« placée juste au-dessous d'elle touche le pannicule
« graisseux sous-cutané dans la zone duquel elle entre.

« Elles sont donc situées toutes deux dans la couche la
« plus profonde du derme et on se rend compte facile-
« ment de leurs rapports réciproques avec un faible gros-
« sissement (n° 2, Prazmowski).

« Ces deux taches grisâtres sont constituées par une
« masse nécrobiotique finement granuleuse, nettement
« circonscrite, qui s'échappe sur les coupes les plus
« fines de la place qu'elle occupe en y laissant un
« vide circulaire comme fait à l'emporte-pièce. Dans
« cette masse granuleuse, on reconnaît des noyaux
« de cellules à peine colorés par le picro-carmin et dont
« le corps a disparu. En quelques points de cette masse,
« on y observe des cellules blanches nécrobiosées, en

(1) Dr NEPVEU, professeur d'anatomie pathologique à l'École de
méd. de Marseille. Communication à la *Société de biologie*,
mai 1890. Malgré la longueur de ce travail, nous avons cru, à cause
de son importance, devoir le rapporter ici en entier.

« d'autres, des lambeaux de tissu conjonctif aussi nécro-
« biosés et dont les réactifs colorants indiquent à peine
« leurs cellules pâles et atrophiées. Enfin j'y ai observé
« des cristaux d'acide gras en fines aiguilles, des cris-
« taux en forme de pyramide et des espaces clairs arron-
« dis ou encore des enveloppes cellulaires chiffonnées et
« vides qui sont pour moi tantôt le contenu coagulé des
« cellules graisseuses, tantôt leurs enveloppes sans ma-
« tière grasse.

« Autour de ces nodules, dont l'état nécrobiotique ne
« permet pas de déterminer la composition, on observe
« une zone limitante, très étroite vers la partie superfi-
« cielle du derme, très élargie vers les parties profondes
« et latérales, vers le tissu graisseux sous-cutané et qui
« s'étend à grande distance. Cette zone irrégulière est
« formée de cellules blanches très tassées et à demi-
« nécrobiosées vers les deux nodosités en question, puis
« plus nette et plus vivante à mesure qu'on s'éloigne du
« centre. Ces cellules blanches sont en grand nombre
« disséminées le long des faisceaux de fibres conjonc-
« tives. Elles sont nombreuses le long des capillaires et
« des artères, et surtout dans les quelques gaines lym-
« phatiques artérielles que j'ai vues et dans tous les
« espaces lymphatiques avoisinants. Ces derniers sont
« surtout dilatés et comblés de cellules blanches. Cette
« zone est une zone de suppuration, partout à l'état
« nécrobiotique. Sur le petit nombre des coupes dont
« je disposais, j'ai pu colorer avec la vésuvine des
« microbes micrococques et bactériens très fins. Je con-
« sidère leur présence comme certaine, là et aussi dans le

« caillot artériel dont nous allons parler. Plus loin les
« tractus fibro-vasculaires, qui traversent le derme au-
« dessus du foyer pathologique et sur ses côtés, sont
« très épaissis et présentent à leur pourtour une zone
« de jeunes cellules (cellules migratrices). Mais le fait le
« plus intéressant est la présence dans deux ou trois pe-
« tites artérioles du voisinage d'altérations importantes.
« Dans quelques-unes le sang coagulé est *finement* gra-
« nuleux et on ne peut y reconnaître le moindre globule
« sanguin. La thrombose actuelle est manifeste; dans
« d'autres artérioles, les tuniques externes sont entou-
« rées d'une couche de jeunes cellules assez dense et la
« tunique externe est épaissie. Autour des vaisseaux les
« plus ténus, on observe une certaine quantité de leuco-
« cytes; les espaces lymphatiques sont dilatés et rem-
« plis de cellules blanches. Les îlots de tissu graisseux
« offrent aussi une altération curieuse; les cellules grais-
« seuses sont atrophiées, diminuées de volume, arron-
« dies et séparées les unes des autres par des infiltra-
« tions de cellules blanches.

« Toutes nos préparations ont été colorées à la vésu-
« vine ou au picro-carmin. Résumant maintenant ces lé-
« sions, nous pouvons dire :

« 1° Les nodosités éphémères du rhumatisme parais-
« sent être constituées par un véritable foyer nécrobio-
« tique.

« 2° Autour de ce foyer s'étend une zone d'infiltration
« cellulaire, nécrobiosée près de lui et vivace plus loin.
« Cette zone est formée de globules blancs.

« 3° Les espaces lymphatiques qui les entourent sont
« dilatés et encombrés de cellules blanches (lymphangite
« réticulaire profonde).

« 4° Quelques petites artérioles présentent un caillot
« granuleux, dans le voisinage de la lésion.

« Comment expliquer cette série de lésions : on ne
« peut penser à une folliculite, les follicules pileux
« n'étaient pas aussi profonds dans cette région ; il y au-
« rait eu quelques traces cliniques ou histologiques de
« cette inflammation. Les glomérules sudoripares étaient
« sur le même niveau que les foyers nécrobiotiques,
« mais je n'ai pu trouver aucun signe qui m'autorise à
« croire à une glomérulite sudoripare : un glomérule
« sudoripare se trouvait accolé indemne au foyer nécro-
« biotique, et dans ce foyer je n'ai pas plus trouvé de
« traces de ces glandes que je n'y ai trouvé de poil. Sans
« repousser pour des faits ultérieurs l'hypothèse d'une
« glomérulite sudoripare, je dois chercher pour le mien
« une autre explication. Peut-être encore pourrait-on
« penser ici à une inflammation profonde du réseau
« lymphatique, explication qui paraîtrait d'autant plus
« plausible qu'autour du foyer nécrobiotique il y a une
« véritable lymphangite réticulaire avec des bactériens
« dans le pus. Mais il faudrait alors admettre chez ce
« malade des foyers multiples de lymphangite dans des
« régions absolument différentes (cou-de-pied, genou
« et poignet), multiples même dans une même région.

« La présence au-dessous d'un foyer nécrobiotique
« d'un caillot dans une petite artériole, me semble bien
« mieux expliquer tous ces phénomènes. J'admets ici

« qu'une petite embolie peut-être d'origine cardiaque
« (bruit de souffle récent) a obturé des petites artérioles
« sous-cutanées de la peau et produit le foyer nécrobio-
« tique que j'ai si minutieusement étudié. Cette nécro-
« biose ne s'est pas produite sans une assez vive réac-
« tion périphérique, sans une diapédèse leucocytique
« notable. C'est seulement ainsi qu'on peut expliquer
« l'apparition des nodosités éphémères dans des régions
« bien différentes ; la poussière embolique battue, brisée
« par le torrent circulatoire se dissémine de tous côtés ;
« silencieuse dans les viscères, elle signale sa présence
« par des effets visibles et tangibles sur la peau. Dans
« notre cas, mêlée à quelques bactériens, elle a provo-
« qué non seulement des effets nécrobiotiques, mais
« encore inflammatoires. Aussi résumant ma pensée,
« sans rejeter les diverses explications qui ont été émi-
« ses de la production des nodosités éphémères, je pro-
« pose celle de l'embolie capillaire, pure ou impure, sup-
« purant ou non, suivant la présence de microbes dans
« le sang.

« Je comprends ainsi beaucoup mieux ce me semble,
« et le mode de production de ces nodosités éphémères
« et les lésions diverses qu'a présentées celle dont je
« viens de vous raconter l'histoire. »

Telles sont les connaissances acquises sur la structure histologique des nodosités sous-cutanées rhumatismales. Comme on le voit, la certitude de leur constitution est loin d'être établie d'une façon définitive. Si d'une
part, en effet, les nodosités durables peuvent actuclle-
ment et non sans raison être considérées comme le ré-

sultat d'une néoformation cellulaire qui aboutit plus ou moins vite à la régression ; d'autre part, l'accord sur la structure des nodosités éphémères est encore à établir. Sans vouloir discuter la valeur des opinions émises, nous devons cependant reconnaître combien l'explication de Davaine serait satisfaisante, si elle était appuyée de quelque observation : un exsudat constituant la nodosité éphémère expliquerait d'une façon vraiment remarquable son apparition brusque, sa durée fugace et sa disparition rapide. Il faut néanmoins compter avec les faits dévoilés par le microscope et alors la néoformation découverte par M. Gilly, en même temps qu'un exsudat dans une nodosité de 4 jours de date, par M. Nepveu, dans une nodosité prise parmi d'autres nodosités éphémères après 36 heures d'existence, font songer malgré toutes les objections possibles, que les nodosités à leur tour peuvent être encore le résultat plus on moins avancé d'une prolifération cellulaire. Conséquemment on arrive à se demander si les nodosités éphémères ne seraient pas une période plus jeune des nodosités durables, si l'une et l'autre différentes au point de vue clinique ne tendent point à devenir identiques histologiquement.

De plus, la théorie embolique de M. Nepveu, de même que l'idée d'un arrêt dans la circulation lymphatique invoquée par Davaine, peut être légitimement proposée. La production d'un embole, surtout quand il s'agit de rhumatisme, n'est point un fait qui étonne (1) et toute

(1) BAX. Rhumatisme art. subaigu. Embolies multiples. *Union médicale du Nord-Est*, février 1878.

altération valvulaire, toute endocardite, toute endarté-
rite de cette origine diathésique peuvent l'occasionner.
Wirchow (1), en effet, dans sa lettre à Forget et dans sa
pathologie cellulaire reconnaît aux parois enflammées
des artères et des veines le pouvoir de coaguler le sang
qui les parcourt. La possibilité d'une embolie étant
admise, ne sera-t-il pas naturel d'admettre, comme première conséquence et selon le siège ou la valeur du corps
obturateur, la production d'un œdème plus ou moins
fugace, la production d'une diapédèse ou enfin d'une
nécrobiose plus ou moins importante ; de ces dernières
lésions à une inflammation, à une prolifération cellulaire il n'y a qu'un pas. Ainsi donc dans la théorie embolique peut exister aussi le secret de la production, de
la constitution et de l'évolution des nodosités éphémères.

Il faut toutefois, en pareille occurence, ne point se dé-
partir de la plus grande réserve et laisser à d'autres
observations, sinon plus fidèles, du moins plus nombreuses, le soin de confirmer ou de détruire la théorie qu'un examen assurément consciencieux mais restreint a permis de poser. Notre but a été avant tout
de résumer les diverses opinions émises, pour montrer
combien sur ce point la lumière est à faire et combien
la solution de questions si curieuses sollicite encore l'ex-
périence et l'investigation des observateurs.

(1) WIRCHOW. Lettre sur les concrétions sanguines. In *Gaz. hebd.*,
1858, p. 2.

PRONOSTIC. — TRAITEMENT

Les nodosités sous-cutanées du rhumatisme constituent par elles-mêmes une lésion tellement bénigne qu'il
paraît à première vue inutile de chercher à en tirer une
valeur pronostique quelconque. Il importe cependant
d'envisager les choses d'une façon plus large et d'exami-
ner ces nodules non pas seulement au point de vue
absolu et comme une lésion pure et simple du tissu cellulaire, mais aussi dans les rapports qu'ils affectent avec
la diathèse dont ils émanent. La clinique pourrait y
gagner.

Considérés en effet comme une lésion locale, les
nodosités sous-cutanées du rhumatisme sont des productions spéciales qui ne déterminent qu'une modification passagère des tissus et qui disparaissent assez promp-
tement sans laisser aucun indice de leur passage. Elles
sont en un mot, comme la plupart des manifestations
rhumatismales, des altérations insignifiantes et très fugaces par leurs caractères cliniques, insignifiantes encore mais d'une certaine manière par leur constitution
anatomique. Quelle que soit en effet celle des opinions
admises sur la nature et l'évolution des nodules, n'est-on
pas autorisé à regarder comme négligeable une petite
tumeur qui, constituée tantôt par un léger exsudat, tantôt

par une agglomération de cellules, n'existe plus peu de
jours après sa naissance ? C'est un fait qui nous paraît
indiscutable.

Mais si, n'arrêtant pas notre attention sur un point
aussi restreint, nous considérons les nodosités dans les
relations qu'elles affectent avec la diathèse arthritique,
une première notion se présente tirée de leurs rapports
cliniques. L'apparition de ces nodules chez un rhumatisant a lieu en effet dans des circonstances particulières :
elle coïncide rarement avec un rhumatisme léger, le plus
souvent, au contraire, avec un rhumatisme très grave ou
même suivi d'une terminaison funeste. Le jeune homme
dont nous avons rapporté l'histoire à l'observation V,
âgé de 26 ans, fut atteint d'un arthro-rhumatisme très
généralisé, dont la convalescence fut lente, l'anémie
très prolongée et dont les suites ont été constamment
marquées par des manifestations arthritiques variables.
L'observation XX, publiée par Gilly, est un exemple
meilleur encore ; la jeune fille de 16 ans dont il s'agit
succomba aux complications cardiaques qu'avait engen-
drées le rhumatisme. Le cas cité par Bourcy est un rhumatisme avec endopéricardite. Les faits de ce genre
abondent, il serait superflu de les multiplier, car on en
rencontrera plus loin une confirmation éclatante dans les
observations publiées. Là, on trouve que fort peu de
sujets ont été à l'abri de complications viscérales, que
presque tous ont eu le cœur fortement touché et quelquefois même le poumon ou la plèvre. On verra encore que
le rhumatisme du jeune âge est remarquable par la présence de ces lésions. Dans les 27 cas rapportés par Bar-

low et Warner (1) il y a des complications cardiaques chez tous les malades excepté chez un seul ; le plus souvent quand un rhumatisme avec production de nodosités semble peu grave, il l'est encore en réalité par le cœur, par le poumon, par la cachexie ou par quelqu'autre signe. Notre malade (obs. I), celui sur lequel nous avons recueilli la nodosité examinée au microscope, était apparemment peu atteint. Un examen plus complet fit constater sur sa figure une teinte terreuse, cachectique et de mauvais aloi ; et révéla ensuite avec quelques sibilants inconstants à l'auscultation pulmonaire un souffle au cœur peu intense, il est vrai, mais non moins significatif. Barlow et Warner ont enfin signalé la coexistence de nodosités sous-cutanées rhumatismales avec la chorée des enfants, leur coexistence avec un érythème, une pleurésie, un purpura. Simple coïncidence ou résultat curieux de la nature grave du rhumatisme avec lequel elles évoluent, ces manifestations n'en réclament pas moins l'attention du praticien. D'ailleurs Troisier (2) qui n'accorde aucune valeur à ces nodules, avait cependant reconnu qu'on les trouve plus particulièrement dans le cours du rhumatisme infantile et, chacun le sait, celui-ci est généralement grave. Brissaud (3) faisant la synthèse du résultat analytique de nombreuses observations, révèle non seulement la corrélation des nodosités avec les accidents viscéraux, mais conclut encore que « cette petite complication, par elle-même si légère, on pourrait

(1) BARLOW et WARNER. *Loc. cit.*
(2) TROISIER. *Revue de médecine*, 1881.
(3) BRISSAUD. *Revue de médecine*, 1885, p. 252.

dire, si indifférente, n'appartient guère qu'à des rhumatismes graves et longs et le plus souvent à des rhumatismes récidivés, ou à des rhumatismes qui récidiveront à courte échéance ».

Enfin de l'anatomie propre des nodosités, telle du moins qu'on la connaît aujourd'hui, on a pu tirer quelques conséquences qui bien qu'encore purement théoriques, pourraient acquérir plus tard, à la suite de nouvelles recherches, une valeur pratique extrêmement remarquable. De tout temps, en effet, il a été observé que parmi les lésions occasionnées par le rhumatisme aigu ou subaigu, il n'y a guère que les altérations cardiaques qui peuvent être considérées comme attaquant réellement le tissu sur lequel elles siègent : « Le rhumatisme, a dit Lasègue, lèche les articulations et mord au cœur ». Le tissu cellulaire peut aussi être, un instant, anatomiquement altéré par la production des nodules. Brissaud établit dès lors un rapprochement anatomo-pathologique entre la constitution de la nodosité et celle des végétations d'endocardite, et arrive à conclure que cette lésion du tissu cellulaire est une lésion identique à la lésion cardiaque. Il en résulte qu'on pourrait de la connaissance de ce fait attribuer aux nodosités une signification étiologique et pronostique équivalente à celle du rhumatisme cardiaque. Mais, nous le répétons, ce n'est encore là qu'une conception théorique, conception, il est vrai, extrêmement ingénieuse et qui sans doute ne manque point de fondement. Une connaissance plus approfondie de la structure des nodosités est encore nécessaire. Il est nécessaire aussi qu'on apporte à l'appui d'un pronostic grave des observations nouvelles et plus nombreuses. C'est, croyons-nous, le seul moyen de donner à ce chapitre une valeur clinique plus certain.

Disons, pour terminer, qu'aucune indication spéciale ne paraît devoir être appliquée aux nodosités tant à cause de leur bénignité particulière qu'à cause de la rapidité avec laquelle généralement elles disparaissent. Il est bon de remarquer, toutefois, que certaines nodosités à forme durable et prolongée paraissent avoir cédé au salicylate de soude (1), médicament qui constituerait pour elles à la fois un traitement et un élément de diagnostic.

(1) HENOCH. *Leçons cliniques sur les maladies des enfants.* Trad. Hendrix. Paris, 1885, p. 624.

OBSERVATIONS

Les observations qui se trouvent dans ce chapitre ont
été généralement empruntées aux diverses publications
émises sur les nodosités rhumatismales. Nous appor-
tons cependant trois faits nouveaux dont l'un est dû à
l'observation d'un de nos maîtres, M. le professeur Arnaud, les deux autres nous étant personnels. Dans une
autre partie de cette thèse, on a pu lire un travail de
M. le professeur Nepveu sur une nodosité éphémère
prise à un malade dont l'histoire constitue l'observation I ; pour éviter toute répétition, nous renvoyons au
chapitre d'anatomie pathologique qui contient cette note.

Quant aux divers cas qui ont été réunis ici, nous pouvons dire qu'ils n'ont été rapportés qu'après une soi-
gneuse vérification, et qu'afin d'éviter toute prolixité,
nous n'avons gardé de leur narration que les passages
qui nous ont paru absolument utiles. C'est aussi pour
faciliter leur lecture et faire ressortir leur valeur que
nous les avons quelquefois accompagnés de remarques
qui mettent en évidence les faits sur lesquels reposent la
plupart des opinions exposées.

Notons tout d'abord que presque tous les malades
porteurs de nodosités avaient eu déjà des manifestations
arthritiques et que le plus souvent ils avaient, avant,

pendant ou après, des atteintes de rhumatisme articulaire aigu.

OBSERVATION I (PERSONNELLE). — *Polyarthrite légère.*
Nodosités sous cutanées éphémères.

Le 19 février 1890, Scherdieu Jacob, marchand, né à Jérusalem, âgé de 22 ans, entra à la salle Cauvière, n° 12, pour de petites nodosités, placées à la face antérieure de la jambe droite, semblables à des gommes syphilitiques. Ces nodosités étaient au nombre de trois, de la grosseur d'une noisette, disposées le long de la crête du tibia, situées entre la peau et le périoste, indolores, dures, élastiques, ovoïdes et parfaitement limitées. Une d'elles placée non loin de l'articulation tibio-tarsienne était un peu plus grosse que les autres, légèrement étalée par sa base, recouverte par une peau à peine rosée et à peine adhérente. Ces tubercules dataient de quelques jours à peine. Le malade avait un léger état fébrile, quelques douleurs vagues dans les articulations et un teint pâle terreux qui cadrait mal avec la légèreté des phénomènes dont il se plaignait. Dans ses antécédents personnels on relevait du rhumatisme, mais, malgré les recherches les plus attentives, il fut impossible d'y découvrir la syphilis.

Le 20. La grosse nodosité était en voie de disparaître ; les autres sont presque complètement effacées.

Le 21. Toutes les nodosités de la veille ont disparu. Une nodosité apparaît depuis hier soir sur la jambe gauche. Souffle léger systolique au cœur. Sibilants aux poumons. Les douleurs articulaires sont peu intenses et il n'y a aucun gonflement manifeste autour des articulations.

Le 22. La nodosité de la jambe gauche a disparu ; une autre grande comme un grain de chènevis existe au voisinage de l'articulation du coude. Les sibilants ont disparu ; le souffle cardiaque est toujours perçu, mais demeure extrêmement faible.

Le 25. Une nouvelle nodosité se présente sur la face antérieure du tibia gauche et disparaît le lendemain.

Le 27. Une nodosité apparaît vers la partie externe du ligament rotulien du membre inférieur droit.

Le 28. La nodosité que nous avons observée hier existe encore. Nous proposons au malade de la lui enlever pour la soumettre à un examen microscopique.

Voici quelle a été notre manière de procéder :

1° Antisepsie de la région antérieure du genou au moyen d'un lavage à la solution phéniquée, 5 0/0.

2° Application d'un mélange réfrigérant de sel marin et de glace comme anesthésique et afin de congeler la tumeur si parfois elle était liquide.

3° Extirpation de la nodosité par incision périphérique éloignée de 2 centimètres des bords de la tumeur et dissection du tissu cellulaire sous-jacent.

4° Immédiatement après l'ablation, la nodosité, les partiés de peau et de tissu cellulaire enlevées en même temps, sont plongées dans la liqueur de Müller et portées au laboratoire de M. le professeur Nepveu.

5° Vingt-quatre heures après, elles ont été portées dans l'alcool absolu qui les rend au bout de quatre jours assez dures pour qu'il soit possible d'en faire des coupes.

On a vu dans le chapitre d'anatomo-pathologie l'examen et les résultats de M. Nepveu.

OBSERVATION II (INÉDITE). — *Pas de rhumatisme.* — *Nodosités rhumatismales.* — *Antécédents héréditaires rhumatismaux.* (Communiquée par M. le Dr ARNAUD, professeur de pathologie générale à l'école de médecine de Marseille.)

Mme B..., âgée de 28 ans, vient me consulter en novembre 1884 pour une affection qui la préoccupe beaucoup depuis deux jours. Elle a accouché il y a deux mois sans accidents et elle allaite son enfant. Sans aucun malaise, elle s'est aperçue un matin, en mettant son enfant au sein, qu'elle éprouvait une certaine gêne dans les mouvements du bras gauche. En y portant la main, elle a découvert une petite grosseur vers la partie inerne du bras. Le soir elle voit paraître une autre sur l'avant-bras droit, je constate que ces tumeurs ont le volume d'un pois ; leur forme est ovoïde, un peu aplatie, leur consistance assez dure ; elles sont légèrement douloureuses à la pression, particulièrement celle du bras gauche. La peau n'a pas changé de couleur à leur niveau et elles ne paraissent pas adhérer aux parties profondes ; de même il est possible de faire glisser le tégument au-devant d'elles. Leur siège manifeste est donc le tissu conjonctif sous-cutané. Ces tumeurs sont au nombre de trois : les deux signalées par la malade elle-même, situées l'une à la partie inféro-interne du bras gauche, le long du tendon du biceps, à 4 centimètres environ du pli du coude, l'autre sur le bord interne de l'avant-bras droit vers la partie moyenne. J'en ai découvert une troisième ignorée de la malade, à la face postéro-interne du bras gauche. Il est impossible aussi que quelqu'une de ces nodosités ait pu échapper à mon examen, attendu qu'il m'a été impossible d'explorer minutieusement toutes les régions du corps.

Ces nodosités persistèrent une dizaine de jours, puis disparurent sans laisser de traces et cela sans traitement actif.

Malgré mes recherches, je n'ai pu découvrir chez cette dame la trace d'aucune manifestation rhumatismale présente ou antécédente. J'ai appris seulement qu'il existait des antécédents de rhumatisme dans la famille. Chez elle on ne peut invoquer d'autres causes pathogéniques que les suites de couche et la lactation.

Malgré l'absence de rhumatisme antécédent, je n'hésite pas cependant à conclure que les tumeurs observées chez cette dame, offraient tous les caractères des nodosités éphémères, dites rhumatismales, du tissu cellulaire sous-cutané.

RÉFLEXIONS. — Il convient de remarquer dans cette observation la marche plus longue de l'évolution des nodosités rhumatismales et l'absence de tout signe pouvant confirmer le terrain arthritique de la personne chez laquelle elles ont été rencontrées. Barlow et Warner, et d'autre part Vulpian ont cité des cas relatifs à ce dernier fait.

L'observation suivante est due à M. Féréol et remarquable par la description symptomatique des nodosités éphémères. La malade était souvent atteinte de phénomènes névropathiques variés ; elle eut maintes fois des arthritides cutanées, mais jamais d'attaque véritable de rhumatisme articulaire. Les nodosités récidivaient fréquemment et ont ressemblé à des gommes syphilitiques.

OBSERVATION III. (Présentée par M. FÉRÉOL à la 7e session de l'Association française pour l'avancement des sciences. Paris 1878.)

Depuis plus de quinze ans, dit-il, j'ai observé à plusieurs reprises, chez une dame, des nodosités superficielles qui se reproduisent du jour au lendemain, sur la peau du front où elles forment de petites bosses rondes, d'une dureté élastique, à contour très net, sans changement de coloration de la peau, sans douleur aucune, même à une pression assez forte, sans démangeaison, ni picotement, ni chaleur. Ces nodosités qui varient de la grosseur d'une noisette à celle d'un pois, ne sont jamais très nombreuses ; quelquefois il n'y en a qu'une ; d'autres fois deux ou trois, jamais davantage et quand il y en a plusieurs, elles sont souvent inégales, et situées à des hauteurs différentes, sans symétrie ; elles sont mobiles avec la peau sur les parties profondes, du moins le plus souvent. C'est ordinairement au réveil que ces saillies osseuses se montrent ; elles ont pris naissance pendant le sommeil, sans que la nuit ait été troublée par aucun malaise. La première fois que je vis ces tumeurs, je pensais de suite à des gommes dont elles avaient tout à fait l'apparence.

La subite apparition de ces tumeurs, leur indolence absolue, ne donnait guère de probablité à cette hypothèse ; mais leur évolution enleva toute espèce de doute. En 24 heures, elles avaient presque disparu et le surlendemain, il n'y en avait plus trace. La peau du front avait repris son aspect habituel et il eût été impossible de soupçonner l'endroit où les grosseurs avaient apparu 48 heures auparavant. Depuis 15 ans, j'ai bien observé 25 ou 30 fois ce singulier phénomène chez cette dame qui est d'une assez bonne santé, mais de race arthritique. Elle n'a jamais eu de rhumatisme jusqu'à présent ; mais elle a eu un pityriasis rebelle du cuir chevelu ; elle est sujette à des migraines très fortes, qui reviennent tous les mois ou à peu près. Assez souvent j'ai pu noter que cette singulière fluxion cutanée se manifestait au voisinage d'un accès de migraine, le lendemain ou la veille ou le jour même ; mais plus d'une fois, elle s'est manifestée en l'absence de toute migraine.

M. Féréol signale encore deux autres observations où les malades atteintes de nodosités à la région frontale étaient manifestement arthritiques par leurs antécédents héréditaires et leurs antécédents personnels. L'une, Mme A..., âgée de 30 ans, était migraineuse, l'autre Mme X..., âgée de 34 ans, avait eu du pityriasis, de l'eczéma du cuir chevelu, une blépharite, un état névropathique, de l'hypochondrie. Aucune trace de syphilis.

OBSERVATION IV. (RÉSUMÉE). — Dr BROCQ. *Journ. méd. de Paris*, 1884, p. 466.

Un médecin présenta, en 1878, des nodosités semblables à celles décrites par Féréol. Jamais le malade n'avait eu d'attaques franches de rhumatisme articulaire aigu, mais des douleurs vagues, rhumatoïdes, péricardite probable. Lorsque les nodosités apparaissaient chez lui « il se formait, sur les parties latérales du cou, une sorte de cordon allongé, dur, assez superficiel, dirigé dans le sens des fibres musculaires du peaucier et donnant au doigt la même sensation qu'un tronc lymphatique enflammé ».

L'observation suivante montre que les nodosités éphémères décrites par Féréol se présentent aussi dans le cours du rhumatisme articulaire aigu.

OBSERVATION V (PERSONNELLE). — *Rhumatisme articulaire aigu. — Nodosités sous-cutanées éphémères. — Érythème polymorphe.*

Le 16 mars 1887, nous eûmes l'occasion de voir un jeune homme atteint depuis 2 jours d'une attaque de rhumatisme articulaire aigu. Il était âgé de 26 ans, pâle, très anémié, occupé de tout temps à un travail sédentaire de bureau à cause de sa santé peu robuste. Sa mère était névropathe, son père fortement rhumatisant. On relevait comme antécédents personnels du malade une broncho-pneumonie, deux épanchements pleurétiques survenus 4 ans auparavant et résorbés en une vingtaine de jours ; la rougeole, puis une variole furent les fièvre éruptives de son bas âge. Quelques douleurs rhumatoïdes avaient précédé d'un mois l'attaque de rhumatisme.

A notre premier examen, nous pûmes constater une polyarthrite des membres inférieurs avec œdèmes blancs très légers ; un souffle aortique peu intense ; des urines fébriles assez abondantes et un léger embarras gastrique. Deux jours après, la polyarthrite était généralisée aux poignets ; puis elle atteignit le coude et successivement toutes les articulations. La température était montée à 39°, elle oscilla depuis et presque tout le temps de sa polyarthrite avec des rémissions de 3/10 de degré ; le cœur ne présentait aucune aggravation. Trois semaines plus tard le malade entra en convalescence. Le salicylate de soude et l'antipyrine furent les médicaments tour a tour employés pour combattre la maladie.

La convalescence fut de 4 semaines et pendant cette époque on vit apparaître successivement plusieurs éruptions discrètes de nodosités éphémères. Vers la fin du mois d'avril, en effet, le malade remarqua tout à coup de petites tumeurs qui se présen-

taient sur les parties latérales des doigts, tumeurs généralement grandes comme un pois ou même un grain de chènevis,
dont l'apparition était brusque, l'évolution rapide (24, 36 heures), la disparition subite et ne laissait aucune trace. La peau
des régions où elles évoluaient n'avait subi aucune coloration
spéciale; elle était cependant plus pâle aux endroits occupés
par les plus grosses nodosités. Il n'y avait aucune adhérence
avec les parties environnantes, une mobilité parfaite existait;
il n'y avait ni chaleur, ni douleur. Une forte pression était pourtant sensible et le malade comparaît cette douleur à celle généralement connue de l'érythème à *pernio*. Ces tumeurs occu-
paient la face latérale, la face dorsale et même la pulpe des
doigts de la main. Leur apparition fut si brusque chaque fois
qu'il en vint, que chaque fois c'était à l'insu du malade. Un
jour au lieu d'être discrète et de ne pas dépasser le nombre
habituel de trois ou quatre, on put en compter une vingtaine,
les considérer presque comme confluentes. Cette éruption
survenue après la disparition de tout phénomène articulaire,
se fit sans fièvre et ne produisit d'autre inconvénient qu'une
gêne dans les mouvements de la main; cet état dura quinze
jours durant de la convalescence. Le malade fut pris ensuite
d'œdème fugace des pieds, œdème qu'on ne pouvait attribuer
qu'au rhumatisme.

Comme complément de l'histoire de ce malade, il convient
d'ajouter que trois mois après son atteinte de rhumatisme, il
eut un rhumatisme épicrânien au cours duquel ne survint aucune nodosité. Bientôt après il eut une éruption d'érythème
marginé et des palpitations cardiaques.

Depuis trois ans que ces faits ont été observés, le rhumatisme a continué ses manifestations par de fréquentes douleurs
rhumatoïdes et articulaires.

RÉFLEXIONS. — Il y a dans l'histoire de ce malade plusieurs
faits à retenir: 1° Une éruption discrète de nodosités éphémères sous-cutanées; 2° coïncidence de ces nodosités avec un
état rhumatismal antérieur et un rhumatisme polyarticulaire

récent ; 3° apparition de nodosités pendant la convalescence du rhumatisme, convalescence plus longue que d'ordinaire ; 4° coïncidence des nodosités avec une cardiopathie légère ; 6° adolescence.

OBSERVATION VI (RÉSUMÉE). — BRISSAUD. *Revue de médecine*, 1885.

Ernest D..., 17 ans. Rhumatisme articulaire aigu généralisé. Antécédents rhumatismaux et prédispositions héréditaires arthritiques. Dès le 1ᵉʳ septembre, endocardite très grave. Nodosités éphémères des articulations métacarpo-phalangiennes. Convalescence au bout d'un mois. Trois semaines après sa sortie, nouvelle éruption de nodosités à la région crânienne. Bubons rhumatismaux. Un an après, nouvelle attaque de rhumatisme aigu généralisé et recrudescence de péricardite. Convalescence longue, entravée par une profonde anémie et depuis tendance fréquente à l'asystolie.

OBSERVATION VII (RÉSUMÉE). BOURCY. — Thèse de CHODOROWSKI. *France médicale*, 1882, n° 5, sous le titre : Nodosités rhumatismales éphémères.

J..., Henri, 19 ans. Pas d'antécédents héréditaires rhumatismaux. Rhumatisme articulaire aigu, à marche très rapide.

En janvier 1881, scarlatine avec endopéricardite intense. Convalescence longue. La maladie ne laisse aucune trace d'altération cardiaque. Onze mois après, nouvelle attaque de rhumatisme. Érythème polymorphe. Endopéricardite. Reliquat cardiaque. Pendant la convalescence on voit apparaître des nodosités éphémères du cuir chevelu au nombre de quatre à cinq, du volume d'une lentille, indolentes et seulement sensibles à une forte pression. Leur consistance était ferme « au « point qu'à un premier examen on les eût prises pour des exos- « toses ; mais il était facile de voir qu'elles étaient aussi indé-

« pendantes de la peau qui glissait sur elles, que l'os sur lequel
« il était possible de les mouvoir. Il y en avait à la région fron-
« tale, au-dessous du sourcil droit, puis il en vint au poignet
« droit, sur le trajet des tendons des grands et petits palmaires
« sur lesquels elles formaient un chapelet de quatre grains ;
« au niveau des ligaments articulaires où elles simulaient parfai-
« tement le tophus de la goutte ». Au genou, elles semblaient
faire corps avec l'os. Apparition brusque ; évolution rapide ;
disparition brusque. Érythème polymorphe. Urticaire. Guérison au bout d'un mois ; lésions cardiaques atténuées.

Observation VIII (résumée). — Publiée par M. Meynet.
Lyon médical, novembre 1875, sous ce titre : Rhumatisme
articulaire subaigu, avec production de tumeurs multiples
dans les tissus fibreux périarticulaires et sur le périoste d'un
grand nombre d'os.

Jean S..., 14 ans, ayant déjà eu deux attaques de rhumatisme articulaire aigu ; la dernière très grave et compliquée
d'endocardite. Mère rhumatisante.

Cette dernière attaque fut remarquable par l'intensité des
arthrites ; œdèmes considérables et hydropisies des synoviales.
Sur le trajet des tendons, on trouve un chapelet de petites
nodosités du volume d'une lentille, d'un pois ou d'une noisette
en nombre considérable, affectant la forme et le siège de tophus.
Aux deux avant-bras, on retrouve des tumeurs semblables siégeant sur le bord interne du cubitus et paraissant au premier
abord situées entre le périoste et l'os. Un examen attentif,
ainsi que la position du membre dans le relâchement, montre
que ces tumeurs sont également mobiles et peuvent glisser
sur l'os ; néanmoins leur connexion avec le périoste n'est pas
douteuse. On retrouve les mêmes tumeurs le long de la co-
lonne vertébrale, au niveau de l'articulation sacro-vertébrale,
à la tête, aux bosses occipitales, à la suture fronto-pariétale
sur le front. Six de ces productions nouvelles dessinent un

croissant à concavité supérieure très saillant et dont l'ouver-
ture est de 3 à 4 centimètres et placées symétriquement. Très
mobiles, elles glissent sur l'os sous-jacent. Paraissent et disparaissent avec une grande mobilité : « Nous en avons vu naître
sous nos yeux du jour au lendemain et s'éteindre de même ».
La fièvre était modérée.

Réflexions. — Dans tous ces cas, il importe de constater la
corrélation constante qui existe entre les nodosités et l'état rhumatismal des malades. Cet état rhumatismal est généralement
grave ou compliqué de manifestations viscérales sérieuses, siégeant de préférence au cœur. La convalescence a toujours été
longue. Les caractères cliniques des nodosités continuent à
être invariables. Elles présentent quelque intérêt au point de
vue diagnostic, car elles éveillent l'idée d'exostose par leur
siège et celle de gomme syphilitique par leur symétrie et leur
disposition en croissant.

Voici une autre observation où les complications viscérales
ont été plus importantes encore.

Observation IX (résumée). — Observation publiée par
MM. Troisier et Brocq, dans la *Revue de médecine* de 1881,
sous ce titre : Les nodosités sous-cutanées éphémères et le
rhumatisme.

Alphonse G..., âgé de 45 ans, entre à la Charité le 5 juil-
let 1880, pour une attaque de rhumatisme articulaire aigu ; il
avait déjà eu deux attaques antérieures. Pendant la seconde,
nodosités sous-cutanées éphémères et une poussée d'endocardite mitrale. Épanchement pleurétique double résorbé en dix
jours. Pendant la convalescence, nouvelle poussée de nodosités
éphémères datant de 4-5 jours, situées au cuir chevelu. Péricardite accompagnée de nodosités à évolution éphémères et qui se
sont produites pendant tout le temps de la convalescence.

　

Observation X (résumée). — Recueillie par M. Loysel de
la Billardière, dans le service de M. Troisier. — *Rhumatisme articulaire aigu. — Pleurésie. — Endocardite. —
Nodosités rhumatismales sous-cutanées.*

Clara R..., 24 ans, rhumatisme articulaire aigu. Souffle systolique léger, à la pointe du cœur; éruption érythémateuse sur
le thorax à contours circinés, sans prurit ni desquamation.
Épanchement pleurétique à gauche. Une nodosité paraît un
mois après et dure 12 jours, puis apparurent successivement
plusieurs nodosités au coude, etc., d'une durée de 3 à 15 jours.
Après la disparition du rhumatisme il resta des douleurs vagues,
erratiques, etc. Pendant l'évolution des nodosités, l'état général de la malade resta toujours à peu près le même; l'épanchement des grandes articulations avait disparu ainsi que l'épanchement pleurétique. Entrée à l'hôpital le 29 décembre 1888,
elle le quitta le 20 avril, présentant encore un peu d'œdème au
niveau des malléoles.

Observation XI (résumée). — Recueillie dans le service de
M. Bucquoy, et publiée par M. Loysel de la Billardière.
Thèse, Paris, 1889. — *Rhumatisme articulaire aigu. —
Nodosités rhumatismales.*

Il s'agit d'une jeune fille, C., Louise, âgée de 17 ans, qui à la
suite d'un rhumatisme articulaire aigu et d'une rechute de ce
rhumatisme, le tout ayant duré 8 à 9 jours, fut atteinte d'un
grand nombre de nodosités, étalées le long des fléchisseurs des
doigts. Il y eut une péricardite. Un mois après la malade était
guérie.

Observation XII (résumée). — Communiquée par le professeur Vulpian; rapportée par Troisier.

X..., 50 ans, hémorrhoïdaire, a été atteint à plusieurs reprises
d'accidents rhumatismaux variés, mais toujours subaigus. Il a

aussi présenté, sur la face dorsale de la seconde phalange des doigts, surtout du médius ou de l'annulaire d'une des mains, une nodosité allongée, du volume d'un grain de blé, d'une consistance dure, élastique, comme fibromateuse. Ordinairement uniques, elles duraient huit, dix, quinze jours, puis disparaissaient sans laisser la moindre trace. Récemment une petite nodosité de même nature s'est formée dans la paume de la main gauche, douloureuse spontanément. Au bout de 12 jours la nodosité et la douleur ont disparu.

Observation XIII (résumée). — Publiée par M. Hirschprung dans le *Jarbuch für Kinderkeilkunde.*

1° Il s'agit d'une petite fille de huit ans qui présente à son entrée à l'hôpital des nodosités sur les tendons des orteils et sur celui du long péronier latéral, sur les deux rotules, sur les condyles externes des fémurs ; sur le dos, au niveau des apophyses épineuses des vertèbres lombaires, des première, seconde et troisième dorsales. Les jours suivants nouvelle apparition de nodosités. Toutes ces nodosités ne durèrent qu'un mois environ. Deux ans plus tard, rhumatisme articulaire aigu, et vingt jours après le début de cette nouvelle attaque, apparition de nodosités semblables aux précédentes. Six semaines après, disparition des nodosités et du rhumatisme.

2° Petite fille de 4 ans. Seconde attaque de rhumatisme articulaire. Elle portait deux nodosités, une sur chaque olécrâne. Mort. Autopsie. Examen des nodosités par M. Bang, prosecteur.

3° (Cette observation appartient au Dr Rehn, qui l'a communiquée au professeur Hirschsprung.) Enfant de 4 ans 1/2, atteint de rhumatisme articulaire avec pleurésie et péricardite. A la 5e semaine, nodosités sur les rotules et les tendons des extenseurs des doigts et des orteils. Elles disparurent au bout de quelques jours.

4° (Observation du Dr Rehn, qui l'a publiée dans l'article Rhumatisme aigu, du Traité des maladies de l'enfance, de Gerhardt.) Il s'agit d'une jeune fille de 10 ans, atteinte de rhumatisme articulaire aigu, chez laquelle des nodosités s'étaient montrées aux genoux, au coude et sur les tendons des extenseurs des doigts et des orteils.

Les 27 cas de Barlow et Warner ont été observés chez des enfants au-dessus de 4 ans et demi et chez des adolescents de 18 ans au plus, et chez tous, sauf dans deux cas, on a remarqué le rhumatisme sous les diverses formes aiguës ou chroniques et la chlorée. Ces nodules étaient gros comme une tête d'épingle ou une amande, n'adhéraient pas à la peau, étaient mobiles sur les tissus sous-jacents, se trouvaient placés un peu partout, mais surtout sur le trajet des tendons extenseurs et à la région temporale ; symétriques, discrets ou en groupes. Leur durée était très variable : 5 jours, une ou plusieurs semaines. Aucun d'eux n'a subi la transformation osseuse. Les autopsies au nombre de 3 ont montré que ces tumeurs étaient attachées aux tendons et aux aponévroses. Dans 27 cas observés, 11 fois les nodules ont apparu pendant le cours d'un rhumatisme polyarticulaire aigu, 8 fois pendant la convalescence de la polyarthrite ; les autres présentaient différents accidents rhumatismaux musculaires cutanés et souvent des complications cardiaques. Huit succombèrent aux affections du cœur. Quant à la chorée, elle existait dans 10 cas.

OBSERVATION XIV (RÉSUMÉE). — Communiquée par M. le professeur FOURNIER et rapportée par M. TROISIER.

1° Homme de 41 ans qui a eu des attaques de rhumatisme articulaire aigu en 1862, 1874, 1880. Syphilis en 1874. Exostose en janvier 1881. Il entre à l'hôpital, où il est pris de douleurs dans les genoux et peu de temps après il se produisit, en l'espace d'une nuit, deux tumeurs sur la fesse gauche ; elles étaient dures, bien circonscrites, mobiles, siégeant dans le tissu cellulaire sous-cutané ; elles ressemblaient tout à fait à des gommes. Dans la même journée, deux autres tumeurs plus petites, apparurent sur la fesse droite, puis deux sur la cuisse gauche et six sur la cuisse droite.

Ces tumeurs disparurent au bout de quelques jours, et on posa le diagnostic de nodosités rhumatismales.

2° Homme de 32 ans, entre à l'hôpital pour rhumatisme subaigu. Syphilis, deux ans auparavant. A son entrée, nodosités sur le front considérées comme une périostite spécifique; il raconte que cette nodosité est survenue plusieurs fois déjà depuis son rhumatisme. Diagnostic : Nodosité rhumatismale qui disparut au bout d'une semaine environ.

RÉFLEXIONS. — Il faut remarquer ici la ressemblance des nodosités avec les gommes syphilitiques. Le diagnostic était d'autant plus difficile que les sujets atteints avaient déjà eu la syphilis. La distinction n'a pu se faire que par la durée d'évolution et la soudaineté d'apparition des nodules rhumatismaux.

OBSERVATION XV (RÉSUMÉE). — Dr F. WIDAL.

Éruption de nodosités et endopéricardite après une simple ébauche de rhumatisme qui s'est montré sous forme de douleur vague chez un homme de 23 ans. Les nodosités paraissent encore au moment de son exeat de l'hôpital, c'est-à-dire trois mois après son entrée.

OBSERVATION XVI (RÉSUMÉE). — Dr MEUSNIER. *Congrès de Blois. Des nodosités rhumatismales sous-cutanées.*

X..., 72 ans, arthritique, n'a jamais eu d'attaque franche de rhumatisme, mais elle a eu des douleurs vagues pendant longtemps. Il y a deux ans, rhumatisme subaigu léger au cours duquel deux petites tumeurs apparurent dans le creux poplité gauche, mobiles, indolentes, puis il en vint d'autres sur tout le membre inférieur, sur le bras et l'avant-bras du même côté. Consistance dure, mobile, paraissant avoir des rapports avec le périoste. Elles étaient toutes sous-cutanées. La malade se

souvient d'une poussée qu'elle aurait eué il y a trente ans et
qui aurait duré assez longtemps.

OBSERVATION XVII (RÉSUMÉE). — M. HONORORAT, service de
M. MEYNET. — *Rhumatisme subaigu ; nodosités rhumatismales sous-cutanées.*

Il s'agit d'une jeune fille, âgée de 26 ans, sans antécédents
héréditaires, mais migraineuse, chez laquelle apparurent des
nodosités partout le corps, nodosités ayant tous les caractères
des nodosités du rhumatisme.

OBSERVATION XVIII (RÉSUMÉE). — Publiée par le Dr EDGE,
dans le *British medical Journal*, 1885.

1° Le Dr Edge présente à la Société médicale de Manchester
un garçon de 14 ans, atteint d'une maladie de cœur et qui présente un certain nombre de nodules sous-cutanés.

Il a eu une attaque de rhumatisme aigu, il y a 20 mois. Ces
nodules apparurent par poussées successives ; ils avaient les
caractères et le siège de ceux qu'ont décrits Barlow et Warner.
Leur volume variait de celui d'une tête d'épingle à celui d'une
noisette. On en a compté 44.

OBSERVATION XIX (RÉSUMÉE). — Publiée par le Dr JORDAN
dans le *British medical Journal*, 1885.

Une jeune fille de 14 ans, délicate, strumeuse et scoliotique,
souffrait d'un mal de gorge et de douleurs dans les membres,
puis elle présenta sur les articulations interphalangiennes des
deux mains, sur la face postérieure des coudes de nombreuses
nodosités variant du volume d'une tête d'épingle à celui d'un
petit pois. Elles disparurent rapidement quand les douleurs
rhumatismales furent guéries. Peu après survinrent des mouvements choréiques, d'abord dans les membres, puis à la face ;

enfin ils se généralisèrent. Le cœur ne présentait rien d'anormal. L'attaque dura quelques semaines et fut assez grave.

La menstruation n'était pas encore établie.

OBSERVATION XX (RÉSUMÉE). — Publiée par le Dr GILLY,
Marseille médical, 1887.

Zeller, Augustine, 13 ans. Jamais de rhumatisme, pas de chorée.

En janvier 1885, douleurs vagues dans les membres, érythème marginé, santé médiocre. Souffle cardiaque.

Le 3 mars, érythème disparu. Péricardite, endocardite. Le 20 mars, nodosités éphémères à la face antérieure du poignet gauche. Du 21-24 mars, les nodosités restèrent stationnaires, mais les symptômes généraux devinrent de plus en plus graves. Congestion pulmonaire et mort.

AUTOPSIE. — Congestion pulmonaire. Pleurésie. Péricardite. Endocardite.

Les nodosités sous-cutanées sont perçues à travers une incision de la peau, comme de petites tumeurs arrondies, dures, élastiques, placées sous l'aponévrose et sur le tendon du grand palmaire. Pendant la dissection les deux nodosités si dures auparavant, s'affaissent brusquement et se résolvent en ne laissant qu'une légère saillie à peine sensible au doigt. A côté des nodosités ci-dessus signalées, on en trouve d'autres beaucoup plus petites et qui n'avaient à cause de leur dimension point été perçues.

EXAMEN MICROSCOPIQUE. — Le tendon et l'aponévrose sont sains. A la surface du premier point occupé par les nodosités, on peut voir une petite masse arrondie, vivement colorée par le carmin, composée de cellules embryonnaires.

Ces éléments serrés les uns contre les autres représentent très exactement l'aspect d'un bourgeon charnu. Tous sont jeunes et aucun, soit au centre, soit à la périphérie, ne paraît en voie de dégénérescence. La limite du bourgeon ainsi formé est très nette du côté opposé au tendon ; mais à la surface de celui-ci et de chaque côté, les cellules embryonnaires se prolongent en une mince couche qui indique une extension du processus inflammatoire indépendante de la nodosité elle-même.

La face aponévrotique correspondante à la nodosité ne présente au contraire aucune trace de prolifération embryonnaire. Nulle part on ne voit de réseau fibrineux.

RÉFLEXIONS. — La gravité des complications viscérales et l'absence de rhumatisme articulaire aigu font de cette observation un des cas les plus intéressants pour le pronostic et l'anatomie pathologique des nodosités. L'œdème et les cellules de néoformation que présente l'examen histologique apporte en-effet une contribution très grande à l'étude si délicate encore des nodosités.

CONCLUSIONS

I. — On rencontre parfois chez les individus de tout âge, et surtout chez les jeunes gens, de petites nodosités faciles à reconnaître, qui siègent dans le tissu cellulaire sous-cutané et dont le caractère principal est d'être essentiellement passagères.

II. — Ces nodosités sous-cutanées apparaissent généralement à l'occasion d'un rhumatisme, quelle que soit sa forme, et semblent être une production de cette diathèse.

III. — Leur constitution est difficile à préciser. Sans vouloir rejeter ou admettre les différentes hypothèses destinées à expliquer la pathogénie ou la constitution de ces nodules, notre but a été, en les résumant toutes, de mettre plus particulièrement en avant une nouvelle hypothèse, celle de l'embolie (théorie de M. Nepveu).

IV. — L'apparition des nodosités coïncide presque toujours avec des complications viscérales dues au rhumatisme et doit mettre en garde contre un état diathésique grave.

INDEX BIBLIOGRAPHIQUE

Jaccoud. — *Traité de pathologie interne*, 1871. Rhumatisme.

Froriep. — *Die rheumatische schwiele*, 1843. Ein Betrap zur Pathologie und Therapie des Rhumatismus.

Meynet. — *Lyon médical*, n° 49, 5 décembre 1875.

Besnier. — Art. « Rhumatisme », in *Dict. encycl. des sciences médicales*, 1876.

Dʳ Rehn. — *Handbuch der Kinderkrankeiten*, dritter Band, 1878.

Féréol. — *Communication au congrès de l'Association française pour l'avancement des sciences*, 1879. « Des nodosités éphémères cutanées chez les arthritiques. »

Davaine. — *De l'œdème rhumatismal et des nodosités rhumatismales éphémères*. Thèse, Paris, 1879.

Troisier et **Brocq.** — *Revue de médecine*, avril 1881.

Hirschprung. — *Jahrbuch für Kinderheilkunde*, t. XVI, 1881.

Barlow et **Warner.** — *Transactions of the International medical congress*. London, 1881 : « On subcutuneus nodules with fibrous structures, occuring in children the subjects of rheumatism and choréa. »

Chodorowski. — *Contribution à l'étude des nodosités sous-cutanées éphémères du rhumatisme*, 1882. Thèse de Paris.

Mayer. — *Berliner Klinische Wochenschrift*, 1882.

Duckworth. — Subcutaneous Rheumatismal Nodes. *The Lancet*, 2 décembre 1882.

Stephen Mackensie. — Subcutaneous Nodules, with very indefinite Connexion to rheumatism. *The Lancet*, mai 1883.

Angel Money. — Communication relatée dans le *British medical Journal of London*, mars 1883.

Widal. — Des nodosités rhumatismales à longue durée. *Gaz. hebd.*, 1883.

Troisier. — *Communication à la Société médicale des hôpitaux*, 1883.

Dreyfus-Brisac. — *Gazette hebdomadaire*, 1884, avril.

Brissaud. — *Du bubon rhumatismal et de la valeur pronostique des nodosités rhumatismales éphémères*. Avril 1885.

Meusnier. — Nodosités rhumatismales sous-cutanées. *Congrès de Blois*, 1884.

Descroizilles. — *Traité de pathologie et de clinique infantile*, 1884.

Henoch. — *Leçons cliniques sur les maladies des enfants*. Traduction Hendrix. Paris, 1885.

Dr Edge. — *British medical Journal*. Valvular disease of the hear accompanied with rheumatic nodules. Avril 1885.

Honorat. — *Lyon médical*, 5 février 1885.

Dr Jordan. — *British medical journal*. 5 mai 1885.

Chuffart. — *Affections rhumatismales du tissu cellulaire sous-cutané*. Thèse d'agrég. Paris, 1886.

Gilly. — *Marseille médical*, 1887.

Mauriac. — *Leçons sur les maladies vénériennes*. Paris, 1883.

Rollet. — « Gommes syphilitiques » in *Dict. encycl. Dechambre*.

Wibert. — « Syphilis », in *Dict. deméd. et de chir. pratiques*.

Dr Rapin. — *Revue médicale de la Suisse Romande*, 15 décembre 1886.

Follin. — *Traité de pathol. int.*, t. II, 1867.

Homolle. — « Rhumatisme », in *Dict. de médecine et de chir. pratiques*.

De la Billardière.— *Nodosités rhumatismales*. Thèse Paris 1889.

Bax. — Rhumatisme artic. subaigu. Embolies multiples. *Union médicale du Nord-Est*, février 1878.

Virchow. — Lettre sur les concrétions sanguines, in *Gaz. hebd.*, 1858.

E. Bertin. — *Étude de l'embolie*, 18__.

9 782014 060348